LA DIETA MIND

Alimentación que ayuda a prevenir

la enfermedad de Alzheimer

Tu cerebro puede estar sufriendo

sin que te des cuenta

Víctor R. Ramos

ISBN-13: 978-1530164158
ISBN-10: 153016415X

"El hombre que hace que todo lo que conduzca a la felicidad dependa de sí mismo y no de los demás, ha adoptado el mejor plan para vivir una vida feliz. Es un hombre de moderación, de carácter y de sabiduría".

Platón (427?-347? A.C.)

CONTENIDO

Por qué este libro

Este libro puede ayudarle a vivir mejor.

La percepción generalizada en nuestra sociedad es que la alimentación actual está llevando a la humanidad a todo tipo de problemas de salud: obesidad, cáncer, diabetes, enfermedades cardiovasculares, hipertensión, y aunque muchas personas tratan de hacer algo para corregir esta situación al seguir la dieta de moda, la mayoría lo hace esperando mejorar su apariencia o porque ya presentan problemas de salud, que se reflejan en diversas partes de su cuerpo.

¿Y qué podemos decir del cerebro? Lo tenemos abandonado a su suerte, a merced de nuestros malos hábitos de alimentación, de los conservadores que contienen los alimentos procesados, del exceso de azúcares y grasas que consumimos, de contaminantes del medio ambiente, y todo esto ocurre porque nuestro cerebro no se queja, ya que no tiene receptores del dolor, por lo que no estamos conscientes de su sufrimiento y deterioro hasta que ya es demasiado tarde, así que no es de extrañar que las enfermedades neurodegenerativas se hayan incrementado de manera dramática durante los últimos años.

Muy probablemente su cerebro está sufriendo en este preciso instante y usted no tiene manera de saberlo ni él de decírselo, y se enterará hasta que empiece a notar señales de deterioro ya de manera irreversible.

Ya es hora de que tengamos como prioridad el cuidado de nuestro cerebro, que estemos conscientes del daño que le estamos causando sin darnos cuenta, y que hagamos lo que esté a nuestro alcance para preservar su salud y buen funcionamiento, a fin de evitar que nos empiece a fallar antes que el resto de nuestro cuerpo, como desafortunadamente ya está ocurriendo con muchas personas.

Los últimos 5 años he sido testigo de los síntomas y sufrimientos que las enfermedades neurodegenerativas, especialmente la demencia senil y la enfermedad de Alzheimer, ocasionan en las personas y la gente que les rodea.

Dos familiares cercanos han sufrido de este padecimiento, por lo que he investigado, leído y estudiado de diversas fuentes para entender mejor esta enfermedad, sus causas y medios descubiertos recientemente para prevenirla o retrasar su aparición y desarrollo, así como para contribuir a tratar de mejor manera no solo a los pacientes, sino también a quienes los rodean de las consecuencias de esta terrible enfermedad.

La información que encontrará en esta publicación es una versión condensada de lo que he investigado y encontrado en libros acerca del tema, en artículos publicados recientemente en revistas científicas, en revistas de interés general, pero basadas en bibliografías respetables, así como en mi experiencia profesional y personal.

Espero que esta información le sea de utilidad.

Víctor R. Ramos

Email: victor@ramosb.com

Acerca del autor

Víctor R. Ramos ha tenido como una constante en su vida el interés en el conocimiento de la composición química y nutricional de los alimentos, así como su impacto en la salud. Esto lo llevó a estudiar la carrera de Química con especialidad en Alimentos en la Universidad Nacional Autónoma de México.

Su experiencia profesional es diversa, desde laboratorios de investigación de productos alimenticios importados por el gobierno mexicano, laboratorios farmacéuticos, a empresas de producción de alimentos y medicinas.

Estudió la Maestría en Administración de Empresas en el ITAM, continuando su carrera en áreas administrativas en empresas multinacionales, con lo que ha podido presenciar desde una perspectiva integral los procesos detrás de la industria de los alimentos.

Actualmente se encuentra siguiendo dicho interés, incluyendo los pasos de la dieta descrita en este libro, principios que su familia también ha decidido seguir en su alimentación diaria.

PARTE 1

ALZHEIMER

CONOCIENDO LA ENFERMEDAD

La enfermedad de Alzheimer es una de las enfermedades más temidas.

"Pocas personas saben cómo ser viejos".

La Rochefoucauld (1613-1680)

Un estudio realizado por la Fundación MetLife en Febrero de 2011 concluyó que la enfermedad de Alzheimer es la segunda enfermedad más temida entre los adultos estadounidenses, sólo por detrás del cáncer. Y este temor no sólo afecta a la gente de mayor edad. (1)

Cuando se le preguntó a los encuestados a cuál de las cinco principales enfermedades actuales les tienen más miedo, el 31% dijo que a la enfermedad de Alzheimer, mientras que el 41% dijo que al cáncer.

Las enfermedades del corazón y los accidentes cerebrovasculares fueron nombrados en un 8% cada uno, mientras que sólo el 6% dijo que temen más a la diabetes.

Una mayoría de los encuestados (62%) admite que saben poco o nada sobre la enfermedad de Alzheimer, lo que explica el hecho de que muy pocos están considerando lo que harían en caso de que ellos o alguno de sus familiares contrajeran la enfermedad.

Sólo el 18%, menos de uno de cada cinco personas, han desarrollado algún plan que incluya opciones de atención, arreglos de vivienda y /o la planificación financiera.

Actualmente, más de cinco millones de personas en Estados Unidos tienen la enfermedad de Alzheimer.

Se espera que esa cifra aumente dramáticamente en los siguientes 20 años.

44% de los adultos encuestados indicaron que tienen miembros de la familia o amigos con Alzheimer.

En resumen, existe en la población mucho temor y poco conocimiento de la enfermedad de Alzheimer:

Casi una cuarta parte (23%) de los adultos está extremadamente o muy preocupados de que algún día puedan contraer la enfermedad de Alzheimer o tengan que cuidar a un ser querido con la enfermedad, mientras que al mismo tiempo, el 62% sabe poco o nada sobre la enfermedad.

Situación actual.

"Nadie es tan viejo como para pensar que no pueda vivir un año más".

Cicerón (106-43 A.C.)

Las principales enfermedades crónicas que afectan a la sociedad actual son:

Diabetes

Trastornos neurológicos

Afecciones cardiacas y vasculares

Cáncer

Depresión

Trastornos autoinmunes

A pesar de que nuestra esperanza de vida es mayor que la de generaciones anteriores, en gran parte se debe a que han disminuido las tasas de mortalidad infantil y ha mejorado la salud pediátrica, es decir, nos hemos vuelto más hábiles para sobrevivir a los accidentes y a las enfermedades de la niñez. Esto nos ha llevado a que, en la actualidad, las enfermedades prevenibles y no contagiosas provoquen más muertes en el mundo que todas las demás juntas.

La diabetes y las enfermedades neurológicas son algunos de los padecimientos más costosos y perniciosos de la actualidad; sin embargo, son prevenibles y están vinculados de una forma muy particular: tener diabetes incrementa el riesgo de desarrollar Alzheimer.

Podemos prevenir conscientemente muchos de los trastornos del sistema nervioso, e incluso el deterioro cognitivo, en la misma medida en que podemos evitar las afecciones cardiacas: comiendo bien y haciendo ejercicio, ya que el origen de las enfermedades neurológicas, en muchos casos, es predominantemente alimenticio.

Aunque varios factores participan en la génesis y la progresión de los trastornos cerebrales, en gran medida muchas afecciones neurológicas suelen ser reflejo del consumo excesivo de carbohidratos y de la baja ingesta de grasas saludables.

La enfermedad de Alzheimer puede ser una forma de diabetes inducida por la dieta.

Los estudios que describen el Alzheimer como un tercer tipo de diabetes empezaron a surgir en 2005 (2), pero el vínculo entre una mala alimentación y el Alzheimer apenas empezó a llamar la atención gracias a investigaciones recientes que demuestran su existencia. (2, 3)

Dichas investigaciones son tan convincentes que resultan espeluznantes, aunque a la vez nos dan herramientas sencillas para poder prevenir esta enfermedad.

Pensar que es posible prevenir el Alzheimer con sólo cambiar lo que comemos es extraordinario.

Cálculos recientes indican que es probable que el Alzheimer afecte a 135 millones de personas en el mundo para el año 2050, cifra que paralizará nuestro sistema de salud y que hará parecer insignificante la epidemia de obesidad actual.

Esta debería ser una razón más que suficiente para que disminuyamos el consumo de comida chatarra y cambiemos algunos de nuestros hábitos alimenticios.

Eliminar refrescos, pasteles, carnes y alimentos procesados podría permitirle a la mente mantenerse intacta hasta que el cuerpo falle.

La diabetes causa demasiadas complicaciones, entre ellas las enfermedades del corazón, que siguen siendo la principal causa de muerte.

Hasta hace poco tiempo se pensaba que sólo había dos tipos de diabetes:

Tipo 1:

Se presenta a cualquier edad, pero con mayor frecuencia en niños, adolescentes o adultos jóvenes.

El cuerpo no produce o produce poca insulina debido a que las células del páncreas que la producen dejan de trabajar, requiriéndose inyecciones diarias de insulina.

Tipo 2:

Es mucho más común.

Se presenta principalmente en la edad adulta, aunque actualmente se está diagnosticando en adolescentes y adultos jóvenes debido a las tasas altas de obesidad.

Muchas personas que tienen este tipo de diabetes no saben que están enfermas.

La propuesta de que la enfermedad de Alzheimer podría ser diabetes tipo 3 y su conexión con la mala alimentación, es cada vez más convincente (3). Los estudios son cada vez más persuasivos y sorprendentes cuando se comprende el papel de la insulina en el cuerpo (4):

Todos necesitamos la insulina para ayudar a las células a tomar la glucosa de la sangre que necesitamos para obtener energía.

Sin embargo, las células solo pueden utilizar una parte de la glucosa circulando en la sangre; el exceso se almacena primero en forma de glucógeno y si todavía queda glucosa adicional, se transforma en grasa.

La insulina no sólo mantiene sanos los vasos sanguíneos que irrigan el cerebro, sino que también estimula las neuronas para absorber la glucosa y les permite funcionar correctamente.

Los bajos niveles de insulina en el cerebro provocan una función cerebral reducida.

La diabetes de tipo 1, en la que el sistema inmunitario destruye las células productoras de insulina en el páncreas, representa aproximadamente el 10 por ciento de todos los casos.

La diabetes tipo 2 es crónica o ambiental, y es especialmente frecuente en las poblaciones que consumen en exceso alimentos procesados.

Cada vez es más común en la población la aparición de diabetes o pre-diabetes, que son tratables pero incurables. Solo en Estados Unidos cerca de un tercio de la población tiene diabetes o pre-diabetes.

La diabetes ocasiona que las células no logren utilizar la glucosa de la sangre, ya sea porque el páncreas no produce suficiente insulina o por resistencia a la insulina, esto es cuando las células del cuerpo la ignoran.

Cuando las células del cerebro se vuelven resistentes a la insulina, se comienza a perder la memoria y a tener desorientación. Incluso puede ser que se empiecen a perder varios de los aspectos característicos de la personalidad: es cuando empieza a desarrollarse la enfermedad de Alzheimer.

El neuropatólogo alemán, Alois Alzheimer, notó hace más de un siglo que, en ciertas circunstancias, una forma extraña de proteína tomaba el lugar de las células normales del cerebro y formaban placas.

¿Cómo esas placas llegan allí?, ha sido un misterio.

Lo que está cada vez más claro, sin embargo, es que la falta de insulina, o resistencia a la insulina, no sólo afecta la cognición, sino que parece estar implicada en la formación de esas placas (seniles ó beta amiloides).

Suzanne de la Monte, una investigadora de la Universidad de Brown, en Estados Unidos, ha estado trabajando para entender estos fenómenos, realizando estudios tanto en seres humanos como en ratas.

Cuando se bloqueó la disponibilidad de insulina en los cerebros de ratas de laboratorio, sus neuronas se deterioraron, se volvieron físicamente desorientadas y sus cerebros mostraron todos los signos de la enfermedad de Alzheimer.

Las ratas estaban desorientadas y confundidas. Rápidamente se olvidaron en donde estaban, no podían aprender o recordar.

Una mirada más de cerca a sus cerebros encontró un daño devastador: áreas asociadas con la memoria presentaban placas de color rosa brillante, como rocas en una pared de escalada, mientras que muchas neuronas, llenas a reventar con una proteína tóxica, estaban colapsando y desmoronándose. A medida que se desintegraban, perdían su forma y sus conexiones con otras neuronas, encontrándose al borde de la muerte.

Tales cambios son las características de la enfermedad de Alzheimer, y sin embargo, surgieron en circunstancias sorprendentes:

De la Monte había interferido con la forma en que los cerebros de las ratas responden a la insulina.

Esta hormona es más conocida por controlar los niveles de azúcar en la sangre, pero también desempeña un papel clave en la señalización cerebral.

Cuando la Dra. de la Monte interrumpió el acceso de la insulina a las neuronas de las ratas, el resultado fue la demencia.

Baja sensibilidad a la insulina se asocia típicamente con diabetes tipo 2, en el que las células del hígado, grasa y músculo no responden a la hormona, pero resultados como la investigación de la Dra. de la Monte han llevado a algunos investigadores a preguntarse si la enfermedad de Alzheimer puede ser otra versión de la diabetes.

El hecho de que la enfermedad de Alzheimer pueda estar asociada con bajos niveles de insulina en el cerebro es la razón por la cual un número creciente de investigadores han dado en llamar "diabetes 3" o "diabetes del cerebro" a la enfermedad de Alzheimer. (2, 4)

Efectos de la dieta occidental.

"Mi experiencia me dice que tan pronto las personas son lo suficientemente adultas para saber más y tomar mejores decisiones, no saben absolutamente nada".

Oscar Wilde (1854-1900)

La dieta occidental, excesiva en alimentos procesados y comida chatarra es una vía rápida, no sólo para la obesidad, sino para la diabetes 2 y otras enfermedades. Además se sabe que las personas con diabetes tienen al menos el doble de probabilidad de contraer la enfermedad de Alzheimer, y que la obesidad por sí sola aumenta el riesgo de deterioro de la función cerebral.

Lo nuevo es la idea de que aunque la diabetes no ocasiona la enfermedad de Alzheimer, sí tienen el mismo origen: un sobreconsumo de alimentos procesados con un excesivo contenido de carbohidratos que interfiere con muchas de las funciones de la insulina.

El azúcar está claramente implicado, aunque también podría haber otros factores, como los nitritos y nitratos en las carnes procesadas.

La tasa de aumento de la enfermedad de Alzheimer ha estado los últimos años en proporción directa con el incremento de la diabetes tipo 2, que casi se ha triplicado en los Estados Unidos en los últimos 40 años.

Un alto porcentaje de la población está en riesgo de que empiece a fallarle no solo su cuerpo, sino también su cerebro.

La adopción de una dieta sana, una dieta en contra de la dieta occidental estándar, proporciona una mejor oportunidad de evitar la diabetes en todas sus formas, junto con sus temidas complicaciones.

¿Qué es la enfermedad de Alzheimer?

"El más pobre de los hombres nunca intercambiaría su salud por dinero, pero el más rico daría gustosamente todo su dinero por salud".

Colton (1780-1832)

Es un trastorno adquirido que ocasiona deterioro cognitivo y modificaciones en el comportamiento que interfiere notablemente con el funcionamiento social y ocupacional de las personas.

Es una enfermedad incurable con un curso largo y progresivo en la que se producen daños en el hipocampo, una estructura profunda en el cerebro que ayuda a codificar los recuerdos, y en otras áreas de la corteza cerebral que se utilizan en el pensamiento y la toma de decisiones.

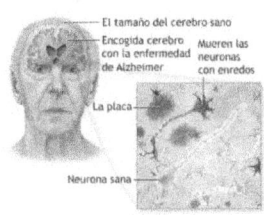

Más del 90% de los casos de Alzheimer son debidos a factores ambientales sin relación con la genética y se producen en personas mayores de 60 años. Algunos casos de inicio temprano (10% o menos) pueden aparecer ya en la

25

tercera década de vida del individuo, siendo de origen hereditario y tienden a tener un curso más agresivo y rápido que aquellos con inicio tardío.

Estadísticas.

"Antes de los 30 años, los hombres buscan la enfermedad; después de los 30, la enfermedad busca a los hombres".

Proverbio chino

En el mundo, existen alrededor de 35 millones de personas afectadas por la enfermedad de Alzheimer, representando un costo de más de 800,000 millones de dólares. Para el año 2050 se estima que el total de enfermos será de 135 millones.

La enfermedad de Alzheimer afecta a más de 5.3 millones de individuos en los Estados Unidos, casi 2 tercios son mujeres, y aproximadamente 200,000 son menores de 65 años; si se incluyeran los casos más leves de disminución de la función cognitiva, las tasas de prevalencia se duplicarían. (20, 56)

La enfermedad de Alzheimer es la sexta causa de muerte de los americanos y ha ido en aumento, mientras que los decesos por otras causas han disminuido. (20, 56)

En las naciones industrializadas, las tasas de aparición de la enfermedad de Alzheimer son similares a las de los Estados Unidos, más aun cuando son países que experimentan un rápido incremento en los segmentos de mayor edad de su población.

La demencia en personas de 65 años de edad y mayores en Estados Unidos es de aproximadamente 6-10%, con la enfermedad de Alzheimer representando dos terceras partes de estos casos.

Las tasas aproximadas para la demencia por cualquier causa son menos del 1% en sujetos de 60-69 años, llegando alrededor del 39% en el rango de 90-95 años de edad.

La enfermedad de Alzheimer es ya un importante problema de salud pública: en los Estados Unidos en 2015, el costo de la atención de la salud, atención a largo plazo, y los servicios de cuidados para las personas de 65 años y mayores con Alzheimer y otras demencias fue de $226 mil millones de dólares, sin incluir las contribuciones no remuneradas de los familiares que cuidan a los enfermos. (56)

Para el año 2050 se espera que el costo total de atención médica supere los 1.1 billones de dólares, solo en Estados Unidos.

En estudios realizados en Estados Unidos se determinó que en los individuos de 65 años de edad y mayores, tienen enfermedad de Alzheimer u otras demencias:

7.8% de los blancos, 18.8% de los afroamericanos y 20.8% de los hispanos. (20)

En México, el total de casos de enfermedad de Alzheimer y otras demencias se estima actualmente en alrededor de

850,000. En el año 2050 el número de enfermos estará entre 2.5 y 3 millones.

<u>Descubrimiento de la enfermedad de Alzheimer.</u>

"Cuarenta es la vejez de la juventud; cincuenta, la juventud de la vejez".

Víctor Hugo (1802-1885)

El deterioro mental progresivo en ancianos ha sido reconocido y descrito a través de la historia.

Sin embargo, no fue sino hasta inicios del siglo anterior que un médico alemán, el Dr. Alois Alzheimer identificó una serie de anormalidades en células del cerebro como una enfermedad.

En 1901, trató a una paciente en el Asilo de Frankfurt, Alemania, la señora Auguste D. Esta mujer de 51 años de edad, sufría una pérdida de memoria a corto plazo, confusión y dificultad para entender y contestar preguntas, entre otros síntomas conductuales, que desconcertaron al Dr. Alzheimer.

Cinco años más tarde, en abril de 1906, la paciente falleció, y mientras se practicaba una necropsia a su cerebro, el doctor notó unos depósitos densos rodeando las células nerviosas. Además, observó bandas torcidas de fibras dentro de las neuronas.

Actualmente este desorden degenerativo del cerebro lleva su nombre, y cuando se encuentran en una necropsia, estas placas y bandas torcidas representan un diagnóstico definitivo de la enfermedad de Alzheimer. (18)

La primera vez que se presentaron juntos la patología y los síntomas clínicos de la enfermedad, fue el 3 de noviembre de 1906 en un discurso pronunciado por el Dr. Alzheimer, en ese entonces la enfermedad fue conocida como "Demencia Presenil". Alzheimer publicó sus hallazgos en 1907. (19)

En los últimos 15-20 años, se ha hecho un progreso espectacular en la comprensión de la neurogenética y la fisiopatología de la enfermedad de Alzheimer.

Anatomía de la enfermedad de Alzheimer.

"Es probable que tu cerebro esté sufriendo en este momento sin que tú estés consciente de ello".

Dr. David Perlmutter

Neurona es el nombre que se le da a un tipo especializado de célula nerviosa y a todas sus prolongaciones. Son células muy excitables, especializadas en la recepción de estímulos y la conducción de los impulsos nerviosos.

Cada una de ellas posee un cuerpo celular desde cuya superficie se proyectan una o más prolongaciones llamadas neuritas.

Las neuritas responsables de recibir información y conducirla hacia la célula se llaman dendritas y las neuritas largas que conducen los impulsos nerviosos desde la neurona a la periferia se llaman axones.

Las neuronas sanas tienen una estructura interna de apoyo en parte formada por componentes llamadas microtúbulos.

Estos microtúbulos actúan como conductos, guiando a los nutrientes y moléculas desde el cuerpo de la célula hasta los extremos del axón y de regreso.

Un tipo especial de proteína llamada tau, se une a los microtúbulos y los estabiliza.

En la enfermedad de Alzheimer la proteína tau cambia químicamente: comienza a unirse a otras moléculas de tau, combinándose con ellas y formando enredos. Cuando esto sucede, los microtúbulos se desintegran, colapsando el sistema de transporte de nutrientes de la neurona.

La formación de estas nuevas estructuras puede inicialmente interferir en la comunicación entre las neuronas y más tarde, provocar su muerte.

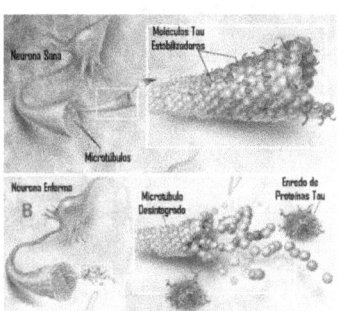

La anatomía patológica de la enfermedad de Alzheimer incluye además la formación de estructuras conocidas como placas de beta-amiloide o seniles. El hipocampo y el lóbulo temporal medio son los sitios iniciales en que se depositan tanto los enredos de moléculas de tau como las placas.

33

Estas estructuras anormales se pueden apreciar en las imágenes de resonancia magnética del cerebro en las primeras etapas de la enfermedad y ayudan a apoyar el diagnóstico clínico.

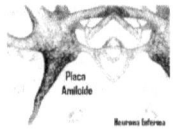

Alois Alzheimer mencionó estas estructuras en su informe original sobre el trastorno en 1907 y actualmente están universalmente aceptadas como la característica patológica de la enfermedad. (21)

Algunas células nerviosas en el cerebro dejan de funcionar, pierden las conexiones con otras células nerviosas, y finalmente mueren. La destrucción y la muerte de estas células nerviosas ocasionan el fallo de la memoria, cambios de personalidad y problemas en la realización de las actividades diarias.

La acumulación de las placas seniles precede principalmente a la aparición clínica de la enfermedad de Alzheimer, pero una vez iniciado este proceso, la pérdida de neuronas y la pérdida de sinapsis (comunicación entre las neuronas) es continua y ocasiona la progresión del deterioro cognitivo.

En la enfermedad de Alzheimer, las placas seniles se desarrollan principalmente en el hipocampo, una estructura profunda en el cerebro que ayuda a codificar los recuerdos, y en otras áreas de la corteza cerebral que se utilizan en el pensamiento y la toma de decisiones.

Las placas pueden comenzar a desarrollarse ya en la quinta década de la vida.

La mera presencia de estas lesiones no es suficiente para el diagnóstico de la enfermedad de Alzheimer. Estas lesiones deben estar presentes en número suficiente y en áreas específicas del cerebro para cumplir con los criterios histopatológicos actuales para la enfermedad de Alzheimer, ya que este tipo de lesiones también se pueden presentar en cerebros sanos como consecuencia normal del proceso de envejecimiento.

Lo realmente importante es el número de lesiones y el lugar en que se localizan en el cerebro.

Por otra parte, aun la presencia de incluso un número bajo de enredos de la proteína tau en la neocorteza cerebral, junto con placas seniles en esta misma región, es evidencia característica de la enfermedad de Alzheimer.

Signos y síntomas.

"El pensamiento es la conversación del alma consigo misma".

Platón (427?-347? A.C.)

Enfermedad de Alzheimer preclínica.

El paciente puede parecer completamente normal en el examen físico y pruebas de estado mental.

Regiones específicas del cerebro, principalmente el hipocampo, comienzan a ser afectados 10-20 años antes de que aparezcan síntomas visibles.

Enfermedad de Alzheimer leve:

Cambios en el estado de ánimo y la personalidad.

Pérdida de la memoria.

Tomar demasiado tiempo para realizar las tareas normales diarias.

Errores de juicio que llevan a tomar malas decisiones.

Confusión sobre la ubicación de lugares conocidos.

Pérdida de la espontaneidad y sentido de la iniciativa.

Aumento de la ansiedad.

Enfermedad de Alzheimer moderada:

Aumento de la pérdida de memoria y confusión.

Reducción de la capacidad de atención.

Problemas para reconocer amigos y miembros de la familia.

Dificultad con el lenguaje, problemas con la lectura, la escritura, el trabajo con los números.

Dificultad para organizar pensamientos y pensar lógicamente.

Incapacidad para aprender cosas nuevas o para hacer frente a situaciones nuevas o inesperadas.

Inquietud, agitación, ansiedad, llanto, vagar por la calle sin rumbo.

Movimientos repetitivos, contracciones musculares ocasionales.

Alucinaciones, delirios, desconfianza o paranoia, irritabilidad.

Pérdida de control de los impulsos, notándose a través de comportamientos tales como desvestirse en momentos o lugares inadecuados o utilización de lenguaje vulgar.

Problemas perceptivo-motrices, tales como problemas para levantarse de una silla o poner la mesa.

"La memoria es el tesorero y guardián de todo conocimiento".

Cicerón (106-43 A.C.)

Enfermedad de Alzheimer grave:

Los pacientes con daño severo no pueden reconocer a la familia o seres queridos y no pueden comunicarse de ninguna manera; dependen completamente de otros para su cuidado, y todo sentido de sí mismo parece desvanecerse.

Otros síntomas de la enfermedad de Alzheimer grave pueden incluir lo siguiente:

Pérdida de peso.

Aumento en las horas de sueño.

Falta de control de la vejiga y de los intestinos.

Convulsiones, infecciones de la piel, dificultad para tragar.

En la fase terminal de la enfermedad de Alzheimer los pacientes pueden estar en cama mucho o todo el tiempo.

La muerte es a menudo el resultado de otras enfermedades, frecuentemente neumonía.

Medios de diagnóstico.

Examen clínico.

Se hace generalmente durante la etapa leve de la enfermedad.

El diagnóstico definitivo de la enfermedad de Alzheimer se hace solamente a través de una biopsia o necropsia cerebral, aunque en la práctica se diagnostica clínicamente, esto es, revisando la historia clínica y efectuando un examen del estado mental del paciente.

Estudios de imagen.

La tomografía computarizada; resonancia magnética y pruebas de laboratorio son particularmente importantes para descartar causas potencialmente tratables de deterioro cognitivo progresivo, como el hematoma subdural o hidrocefalia crónica. (7)

También pueden ser utilizadas para descartar otras causas posibles de la demencia, por ejemplo, enfermedad cerebrovascular, deficiencia de vitamina B12, sífilis o enfermedad de la tiroides.

Investigaciones recientes.

Se ha demostrado que un receptor de la insulina funcionalmente dañado por la enfermedad, una proteína neuronal, es detectable en la sangre y puede ser capaz de predecir la enfermedad de Alzheimer hasta 10 años antes de la aparición de los síntomas, lo que ayudaría a tomar medidas oportunas para retrasar su desarrollo. (6)

Causas de la enfermedad.

"La medicina es la ciencia de la incertidumbre y el arte de la probabilidad".

William Osler (1849- 1919)

Las causas de la enfermedad de Alzheimer son desconocidas.

Varios investigadores creen ahora que convergen factores de riesgo genéticos y ambientales que desencadenan una serie de reacciones fisicoquímicas que, durante décadas, conduce a la enfermedad de Alzheimer y la demencia.

Se han identificado los siguientes factores de riesgo para la demencia tipo Alzheimer (22, 23, 24, 25):

Edad avanzada

Obesidad

Diabetes

Resistencia a la insulina

Factores vasculares

Hipertensión

Marcadores inflamatorios

Síndrome de Down

Lesión cerebral traumática

Antecedentes familiares

Apuntamos anteriormente que la mayoría de los casos de enfermedad de Alzheimer no son hereditarios, menos del 5% tienen origen genético y es casi exclusivamente en los casos de aparición temprana. (26)

Un estudio realizado por Baker indica que la resistencia a la insulina, evidenciada por una disminución de la tasa metabólica de la glucosa cerebral, puede ser útil como un marcador precoz de riesgo de enfermedad de Alzheimer, incluso antes de la aparición de los primeros síntomas. (27).

Tratamiento

Todos los medicamentos aprobados por la Food and Drug Administration (FDA) para el tratamiento de la enfermedad de Alzheimer son terapias sintomáticas que modulan neurotransmisores, ya sea acetilcolina o glutamato. (8, 9)

Los siguientes tipos de medicamentos se han utilizado para tratar los síntomas secundarios de la enfermedad de Alzheimer, como la depresión, agitación, agresión, alucinaciones, delirios y trastornos del sueño [10]:

Antidepresivos

Ansiolíticos

Agentes antiparkinsonianos

Bloqueadores beta

Fármacos antiepilépticos, por sus efectos sobre el comportamiento

Neurolépticos

El Tratamiento en la etapa leve a moderada de la enfermedad:

Muchos pacientes con la cognición normal o algunos con deterioro leve están preocupados de que puedan desarrollar la enfermedad de Alzheimer. El diagnóstico y tratamiento

43

precoz permite a pacientes mantener los más altos niveles de capacidad cognitiva y funcional posible.

Inhibidores de la colinesterasa: Se utiliza en un intento de prevenir o retrasar el deterioro de la cognición.

Ejercicios mentales: Pueden reducir el riesgo en estos pacientes. Las actividades mentales deben ser desafiantes, interactivas y diseñadas para permitir al paciente reconocer y corregir los errores.

Tienen también que mantenerse dentro de un razonable nivel de dificultad de manera que no cause frustración excesiva y que, idealmente, motive al paciente a participar en ellas con frecuencia. Se recomiendan los crucigramas y rompecabezas.

Supresión de la inflamación cerebral: Muchos estudios han sugerido que en el cerebro de pacientes con enfermedad de Alzheimer se produce inflamación intensa. Algunos pacientes en tratamiento antiinflamatorio a largo plazo tienen un menor riesgo de desarrollar la enfermedad.

Terapia de combate a radicales libres: Varios estudios indican que el estrés oxidativo ocasionado por los radicales libres, puede contribuir a la aparición de la enfermedad de Alzheimer.

La terapia consistente en combatir los radicales libres ha llamado la atención de los investigadores, ya que un nivel excesivo en el cerebro es tóxico.

Dosis altas de vitamina E (2,000 UI por día de alfa-tocoferol) durante 2 años frenaron la progresión de la enfermedad en pacientes con enfermedad de Alzheimer moderada, debido a los efectos antioxidantes de la vitamina E. (11)

Del mismo modo, un estudio en 613 pacientes con enfermedad de Alzheimer leve a moderada encontró que una dosis diaria de 2,000 UI de vitamina E redujo el declive funcional.

En el estudio, los pacientes fueron asignados aleatoriamente a tratamiento con vitamina E sola, o una combinación de vitamina E y placebo. Después de 2 años, los pacientes tratados con vitamina E sola demostraron un retraso en la progresión clínica de 19% por año en comparación con el placebo. (12, 13)

Medidas de prevención.

"Desear estar bien es una parte de estar bien".

Séneca (3-65 D.C.)

Las últimas investigaciones sugieren que los estilos de vida saludables pueden reducir el riesgo de desarrollar la enfermedad, por ejemplo:

-Actividad física.

Tiene un impacto positivo en la progresión de la enfermedad de Alzheimer y tal vez pueda tener un efecto protector sobre la salud del cerebro. (14)

-Programa de ejercicios.

En un estudio publicado en la revista científica Frontiers in Aging Neurocience, investigadores de la Clínica Cleveland en Ohio, Estados Unidos encontraron que niveles elevados de actividad física aeróbica estaban asociados con una reducción del 50% en el riesgo de contraer la enfermedad de Alzheimer y una reducción del 37% de demencia por cualquier otra causa.

-Aptitud cardiorrespiratoria.

El aumento de los niveles de esta aptitud, está asociado con un mayor volumen del hipocampo en pacientes con

Alzheimer leve, lo que sugiere que puede modificar favorablemente la atrofia cerebral encontrada en dicha enfermedad. (15)

-Dieta.

. Niveles elevados de colesterol son un factor de riesgo para la enfermedad de Alzheimer.

. Exploraciones de imágenes cerebrales de los adultos mayores y de personas con enfermedad de Alzheimer revelan disminuciones drásticas de la absorción de glucosa. Un alimento de prescripción médica que se metaboliza en cuerpos cetónicos, el Caprylidene (Axona), puede utilizarse como fuente nutricional cuando se deteriora la capacidad del cerebro para procesar glucosa.

. Otras recomendaciones dietéticas son:

Eliminar los carbohidratos simples de la dieta.

Aumentar el consumo de frutas, verduras y pescado.

Seguir un patrón de alimentación estricto con períodos específicos de ayuno.

Uso diario de una variedad de suplementos alimenticios:

    -Vitamina D3

    -Aceite de pescado

-Coenzima Q10

-Melatonina

-Metilcobalamina. (16, 17)

Un estudio francés de 8,085 participantes sin demencia de 65 años encontró que el consumo frecuente de frutas y verduras, pescado y aceites ricos en ácidos grasos omega-3 puede disminuir el riesgo de demencia y enfermedad de Alzheimer. (31)

Aunque no hay recomendaciones dietéticas definitivas, los patrones nutricionales recomendados por la dieta Mediterránea parecían ser los más benéficos para la prevención de la enfermedad de Alzheimer, hasta antes del estudio y diseño de la dieta MIND.

Estudios en animales sugieren que las dietas bajas en calorías mejoran la función cognitiva en la vejez.

Un estudio alemán de pacientes de edad avanzada con sobrepeso encontró que 3 meses de restricción calórica (30% de reducción) resultó en un aumento significativo en las puntuaciones de memoria verbal. El efecto en la memoria fue más pronunciado en pacientes con mejor adherencia a la dieta. (33)

El consumo moderado de alcohol se ha relacionado con un menor riesgo de desarrollo de la enfermedad de Alzheimer. (34)

Por el contrario, un estudio realizado en Finlandia encontró que los abstemios, bebedores no moderados y bebedores compulsivos tenían un mayor riesgo de deterioro cognitivo en comparación con los moderados. (35)

PARTE 2

LA DIETA MIND

AYUDANDO A PREVENIR

LA ENFERMEDAD DE ALZHEIMER

Usted puede reducir su riesgo de deterioro mental con la dieta MIND, incluso sin seguirla de manera estricta.

"Mantener el orden en lugar de corregir el desorden es el principio máximo de la sabiduría. Curar la enfermedad después de que ha aparecido es como cavar un pozo cuando uno tiene sed, o forjar armas después de que la guerra ha terminado".

Huang di Nei Jing, siglo II D. C.

La relación entre la dieta y la demencia elimina la creencia de que la enfermedad de Alzheimer es una condición que nos sucede por casualidad.

Origen de la dieta MIND.

Diversos estudios han arrojado evidencia de que lo que comemos puede jugar un papel importante en la determinación de quién contrae la enfermedad de Alzheimer y quien no lo hace. Este padecimiento tiene un efecto devastador sobre la función cognitiva y al parecer hay diversos factores que influyen en quién enferma, incluyendo componentes conductuales, ambientales y genéticos.

La acumulación de pruebas científicas muestra que los factores nutricionales influyen en el riesgo de desarrollar la enfermedad de Alzheimer y su tasa de progresión clínica.

Aunque durante los últimos años se han desarrollado diversas dietas y patrones de estilo de vida para ayudar a las personas a reducir el riesgo de contraer la enfermedad, el único estudio científico que a la fecha se ha realizado para comprobar que la modificación de la situación nutricional puede proteger el cerebro y prevenir, retrasar o reducir las consecuencias fisiopatológicas de la enfermedad de Alzheimer dio como resultado el diseño de la dieta MIND. (41)

MIND es el acrónimo de "Mediterranean-DASH Intervention for Neurodegenerative Delay" (Intervención Mediterránea-Dash para el Retraso Neurodegenerativo).

Este es el primer estudio que relaciona la ingestión de alimentos específicos a la enfermedad de Alzheimer.

El objetivo de la dieta MIND es prevenir la aparición y el desarrollo de la enfermedad de Alzheimer mediante el consumo de alimentos saludables para el cerebro.

Un estudio reciente conducido por la Dra. Martha Clare Morris, profesora de epidemiología y directora de la Sección de Nutrición y Epidemiología Nutricional en la Universidad Rush, Estados Unidos, ha investigado el efecto en el deterioro cognitivo, de 2 de las dietas más populares, la dieta Mediterránea y la dieta DASH y los comparó con un nuevo plan de dieta, que se enfoca en cada uno de los alimentos que benefician específicamente a la salud del cerebro. (40)

Morris y sus colegas desarrollaron la dieta MIND basados en la información que acumularon de investigaciones anteriores sobre qué alimentos y nutrientes tienen efectos buenos y malos sobre el funcionamiento del cerebro a través del tiempo.

La dieta MIND es una combinación entre la dieta Mediterránea y la dieta DASH. DASH es el acrónimo de Dietary Approaches to Stop Hypertension (Enfoques dietéticos para detener la Hipertensión). (38, 39)

Estas 2 dietas han sido utilizadas los últimos años para reducir el riesgo de enfermedades cardiovasculares, como la hipertensión, ataque cardiaco y accidente cerebrovascular, y algunos investigadores han encontrado que estas 2 dietas también proporcionan protección contra la enfermedad de Alzheimer. (36, 37)

Los investigadores modificaron la dieta Mediterránea y la dieta DASH basándose en evidencias científicas de estudios (con animales y seres humanos) de la relación existente entre la nutrición y la salud cerebral.

La nueva dieta MIND utiliza las dietas Mediterránea y DASH como base, pero las modifica para poner más énfasis en los alimentos que han sido vinculados por la investigación previa a la mejora de la función cognitiva y al retraso de la aparición de la enfermedad de Alzheimer.

La investigación incluyó a 923 personas de 58-98 años de edad durante un promedio de 4,5 años (en un rango de dos a 10 años), en el área de Chicago. (40)

Después de 4,5 años, 144 participantes desarrollaron la enfermedad de Alzheimer.

Cuanto más tiempo se habían seguido los patrones de la dieta MIND, menor fue el riesgo de que apareciera; incluso las personas que hicieron cambios menores a sus dietas (que no cumplía los criterios de las dietas DASH y Mediterránea) tenían menos riesgo de desarrollar Alzheimer.

El estudio mostró que la dieta MIND redujo el riesgo de la enfermedad de Alzheimer hasta en un 53 por ciento en los participantes que se adhirieron a la dieta rigurosamente, y en un 35 por ciento en aquellos que la cumplieron de manera moderada. (40)

La dieta MIND es más fácil de seguir que otras dietas, como la dieta Mediterránea, que incluye el consumo diario de pescado y de tres a cuatro porciones diarias de cada una de las frutas y verduras recomendadas.

Como es el caso con muchos hábitos relacionados con la salud, incluyendo el ejercicio físico, estará más saludable si ha estado haciendo las cosas bien durante mucho tiempo.

Preguntas Frecuentes.

"La salud es un regalo, pero debes trabajar para conservarlo".

Elbert Hubbard (1859-1915)

¿En qué consiste la dieta MIND?

Cada día se come por lo menos tres porciones de granos enteros, una ensalada y otro vegetal, junto con beber una copa de vino.

El consumo moderado de alcohol parece ser mejor para el cerebro que ninguno en absoluto; puede omitir el vino ya que no es necesario seguir las reglas de manera demasiado estricta.

En la mayoría de los días, comer unas pocas nueces, y cada dos días comer media taza de frijoles.

Por lo menos dos veces a la semana consumir pollo o pavo y una porción de media taza de berries (arándanos son las mejores), y cenar al menos pescado una vez a la semana.

Utilizar únicamente aceite de oliva para cocinar.

Limitar los alimentos poco saludables:

-Menos de una porción de carnes rojas y productos cárnicos por semana

-Consumir esporádicamente dulces o pasteles de cualquier tipo.

-Menos de 1 cucharada de mantequilla al día.

-Menos de una porción por semana de queso, alimentos fritos o comida rápida.

-No hay límite diario de calorías, pero el mantener un peso saludable es importante.

¿Por qué funciona la dieta MIND?

Una dieta que apoya la salud vascular es sin duda de protección contra la enfermedad de Alzheimer, pero ciertos alimentos y componentes de los alimentos se han vinculado directamente a la mejora de la función neurológica.

Los alimentos de la dieta MIND incluyen los nutrientes ya probados en estudios, para frenar el deterioro cognitivo, disminuir el riesgo de adquirir la enfermedad de Alzheimer, reducir las placas amiloides en el cerebro o en la pérdida de neuronas en estudios con animales, así como disminuir el estrés oxidativo y la inflamación.

Contiene alimentos ricos en vitamina E (tocoferol), que se encuentra en las nueces, aceites vegetales y semillas. Estos compuestos son antioxidantes muy potentes asociados fuertemente con la salud del cerebro.

El pescado es una excelente fuente de ácidos grasos omega-3, que son algunas de las estructuras más importantes de lípidos en el cerebro: conducen a una mayor transmisión sináptica y menos estrés oxidativo.

La dieta MIND también incluye una variedad de vitaminas del grupo B como el ácido fólico, y vitaminas C y D, todas las cuales se han encontrado en múltiples análisis que ayudan a las neuronas a combatir el deterioro debido al envejecimiento.

¿Cuánto cuesta?

Las berries, nueces, verduras frescas y aceite de oliva de mayor calidad son a menudo relativamente más caros que los alimentos procesados y los aceites vegetales comunes para cocinar.

¿Con la dieta MIND se baja de peso?

Posiblemente.

Aunque la dieta MIND no está enfocada a la pérdida de peso, los alimentos nocivos para el cerebro señalados en la dieta, como los productos lácteos enteros, los pasteles, los dulces y los alimentos fritos, también están relacionados con el aumento de peso.

Al evitar estos alimentos, es posible disminuir peso mientras prevenimos la enfermedad de Alzheimer.

¿Es fácil de seguir?

"Conservar la salud mediante un régimen demasiado estricto se convierte en enfermedad".

La Rochefoucauld (1613-1680)

Con las recomendaciones del grupo general de alimentos principales y la libertad para atenerse a pautas no demasiado restrictivas, la dieta MIND es muy fácil de seguir.

Uno de los aspectos más interesantes de la dieta MIND es que las personas que se adhieren incluso moderadamente a sus lineamientos generales obtienen una reducción en el riesgo de contraer la enfermedad de Alzheimer, lo que es sumamente motivador para iniciar y mantener esta dieta, por toda la flexibilidad y beneficios que ofrece.

Usted tiene libertad de diseñar sus propias recetas cuando come en casa y puede seguir la dieta cuando come fuera, únicamente teniendo cuidado de seguir los lineamientos generales.

¿Se puede beber alcohol?

Beber alcohol con moderación está permitido en la dieta MIND.

Disfrute de una copa diaria de vino para mujeres o dos para los hombres, pero no más.

¿Existen recetas de la dieta MIND?

Usted tiene la libertad de encontrar o adaptar recetas a su gusto, teniendo el cuidado de utilizar los ingredientes y porciones indicados.

Por ser una dieta de reciente creación y diseñada con fines experimentales y de estudio, a la fecha, todavía no existe un libro de recetas específicas para las comidas que incluya platillos como sugerencias para el desayuno, almuerzo y cena.

Si bien no es específica de la dieta MIND, puede conseguir platillos y adaptar las recomendaciones del sitio web de Oldways, dirigido a la dieta Mediterránea: http://oldwayspt.org/

Del mismo modo, el Instituto Nacional del Corazón, los Pulmones y la Sangre de Estados Unidos da consejos sobre la alimentación saludable, orientado a la reducción de la presión arterial y la dieta DASH: http://www.nhlbi.nih.gov/

¿Es posible seguir la dieta MIND comiendo fuera de casa?

No debería ser un problema para usted, aparte de la limitación de los restaurantes de comida rápida y evitar alimentos fritos, margarina y quesos. También deberá evitar los postres dulces.

¿Sentiré hambre siguiendo la dieta MIND?

Los expertos en nutrición destacan la importancia de la saciedad, que sienta que ha comido suficiente.

Con el énfasis de la dieta MIND en los vegetales, que son ricos en fibra, no hay necesidad de complementar con calorías adicionales, pues usted se sentirá satisfecho sin consumir demasiadas calorías.

¿Me gustará el sabor de los ingredientes de la dieta MIND?

Si está acostumbrado a platos como verduras cocidas en mantequilla, su paladar pronto se adaptará al sabor del aceite de oliva. Lo mismo con los alimentos fritos: se acostumbrará al delicioso sabor de los platillos horneados y a la parrilla sin ningún problema.

¿La dieta MIND pude ser benéfica para la sociedad en general?

Mientras más personas sigan los patrones y lineamientos generales de la dieta MIND, menor será el riesgo general de la población de desarrollar la enfermedad de Alzheimer, con los ahorros que esto implica, tanto financieramente como en tiempo y sufrimiento de los pacientes y sus familiares cercanos.

¿Cuál es el papel del ejercicio?

A la fecha, el ejercicio no se aborda directamente en la dieta MIND, sin embargo, la actividad física puede ayudar a proteger el cerebro en las personas con mayor riesgo de contraer la enfermedad de Alzheimer, como lo sugieren estudios previos.

Es recomendable realizar por lo menos 2 horas y media a la semana de actividad física de intensidad moderada, como caminar a paso ligero o andar en bicicleta, junto con un par de días de actividades de fortalecimiento muscular.

La dieta MIND explicada.

"El médico que cura una enfermedad puede ser el más diestro, pero quien la previene es el más sabio".

Tomas Fuller (1608-1661)

El desarrollo de la dieta MIND se llevó a cabo considerando que investigaciones previas habían demostrado que tanto la dieta Mediterránea como la dieta DASH reducen el riesgo de enfermedades cardiovasculares, hipertensión, ataques cardiacos y cerebrales; algunos estudios también encontraron que protegen contra la demencia senil y la enfermedad de Alzheimer.

ALIMENTOS RECOMENDADOS

La dieta MIND considera 10 grupos de alimentos sanos para el cerebro:

1. **Vegetales de hojas verdes**: al menos 6 porciones por semana.

Lo más recomendable es una porción diaria, equivalente a ½ taza de vegetales cocidos, o una taza de vegetales crudos, por ejemplo, ensalada verde.

El comer una variedad de vegetales ha estado relacionado durante los últimos años a una baja tasa de decaimiento de la función cerebral sana en adultos mayores, pero los

63

vegetales de hojas verdes ofrecen la más alta protección:

-Espinaca

-Kale

-Acelgas

-Hojas de betabel

-Col verde

-Rapini

-Brócoli

-Arúgula

-Lechuga romana

-Lechuga orejona

Los vegetales de hojas verdes son una excelente fuente de: vitamina K, folato, beta-caroteno, luteína, que son nutrientes que ayudan a proteger el funcionamiento del cerebro.

Los investigadores encontraron que los participantes que consumieron una o más porciones diarias de vegetales verdes tuvieron un decremento dramático en la tasa de decaimiento cognitivo, equivalente a ser 11 años más jóvenes que las personas que consumieron menos de estos alimentos.

Las verduras de hojas verdes deben su color a la clorofila. Proporcionan pocas calorías y presentan un gran valor nutricional por su riqueza en vitaminas (especialmente A, C, el complejo B, E y K), minerales (en especial calcio, hierro, magnesio y potasio) y fibra.

Se caracterizan por su contenido en filoquinona, fuente principal de vitamina K, que interviene en la coagulación de la sangre.

2. **Otros vegetales**: al menos una porción diaria.

Una porción es equivalente a ½ taza de vegetales, ya sea cocidos o crudos.

Adicionalmente a las ensaladas verdes ya mencionadas y a los vegetales de hojas verdes, debe incluir otros:

Vegetales verdes:

-Espárragos -Ejotes -Pimientos verdes.

Vegetales color naranja:

-Zanahorias   –Camote   -Calabaza   moscada   -Pimientos naranja.

Vegetales amarillos:

-Pimientos amarillos.

Vegetales rojos:

-Pimientos rojos –Tomate –Betabel.

Vegetales color púrpura:

-Berenjena -Col morada -Cebolla morada.

Vegetales blancos:

-Cebolla blanca –Ajo –Coliflor –Champiñones.

El consumo diario de toda esta variedad de vegetales asegura que estará ingiriendo una amplia gama de fitoquímicos protectores de la actividad cerebral.

Las verduras de tonalidades naranjas o amarillas contienen diversos antioxidantes que protegen de los efectos dañinos de los radicales libres. También contienen vitamina A, que ayuda a proteger de los daños ocasionados por los rayos UV.

Los vegetales blancos protegen contra la aparición del cáncer y activan la producción de glóbulos blancos. También contienen antioxidantes que ayudan a combatir las infecciones, a reforzar las defensas del cuerpo y a promover la producción de enzimas protectoras.

Los fitoquímicos rojos y morados de las verduras ayudan a reducir problemas cardiovasculares, además de eliminar tóxicos nocivos para el cuerpo, disminuir el colesterol, proteger el ADN y mejorar la circulación sanguínea.

Además, los vegetales de estas tonalidades protegen contra la luz ultravioleta y las quemaduras solares.

3. **Nueces**: Al menos 5 porciones por semana.

Una porción es equivalente 30g, alrededor de 1/4 taza.

Todos los tipos de nueces ayudan a disminuir la presión arterial elevada y el colesterol LDL (colesterol malo), y a proteger contra la diabetes tipo 2, que son factores que contribuyen a la pérdida de memoria y a la enfermedad de Alzheimer.

Las nueces son una buena fuente de vitamina E.

Niveles elevados de vitamina E están asociados a una pérdida menor de la memoria y de la actividad cognitiva a medida que envejecemos.

Las nueces de Castilla parecen ser las mejores nueces para mantener la salud cerebral. Algunas investigaciones sugieren que ayudan a mejorar la memoria, la concentración y la velocidad a la que el cerebro procesa la información; proporcionan polifenoles, como las berries, pero también contienen ácidos grasos omega-3.

El consumo de nueces mejora el desempeño de labores que requieren habilidades motoras o del comportamiento en personas de edad avanzada, al mejorar la conexión entre neuronas debido a su contenido en polifenoles y otros antioxidantes, tal y como encontraron recientemente neurocientíficos de la Universidad de Boston en Estados Unidos.

Seguir la dieta MIND enriquecida con 30 gramos de nueces, disminuye en un 30 % el riesgo de padecer enfermedades cardiovasculares y, principalmente, disminuye en un 49 % la probabilidad de sufrir un ictus o accidente vascular cerebral, tal y como encontró una investigación española recientemente publicada en The New England Journal of Medicine.

Una investigación reciente de la Universidad de Barcelona publicada en el Journal of Proteome Research, muestra que las personas que incorporan a su dieta nueces y almendras experimentan, en un plazo de 12 semanas, un incremento importante de los niveles de serotonina.

La serotonina es una sustancia con muchos beneficios:

-Mejora la transmisión de señales nerviosas

-Reduce la sensación de hambre

-Disminuye la concentración de sustancias relacionadas con la inflamación

-Combate la obesidad abdominal y la hipertensión

-Mejora la salud cardíaca

-Nos pone de buen humor.

Joe Vinson y sus colegas de la Universidad de Scranton, Estados Unidos han encontrado que la nuez es el fruto seco con más antioxidantes, superior a los cacahuates, los pistaches o las almendras.

Para obtener beneficios apreciables para la salud, Vinson recomienda comer mínimo 7 nueces al día, cantidad suficiente para reducir la probabilidad de padecer diabetes, problemas cardiovasculares y cáncer.

De acuerdo a una investigación publicada recientemente en la revista Neurochemical Research, las nueces tienen efectos protectores contra el estrés oxidativo y la muerte celular que se producen en el cerebro de los enfermos de Alzheimer, debido a su contenido en ácido alfa-linolénico (ALA), un ácido graso omega-3 de origen vegetal.

4. **Berries**: 2 o más porciones a la semana, preferiblemente de arándanos, moras y fresas.

Las berries son las únicas frutas específicamente indicadas en la dieta MIND; no hace ninguna recomendación adicional para otro tipo de frutas.

Las berries son ricas en polifenoles, fitoquímicos que protegen a las neuronas al combatir el daño ocasionado por los radicales libres, reduciendo la inflamación y removiendo las proteínas tóxicas que se acumulan en el cerebro por la edad.

Los arándanos, las moras y las fresas parecen ser los más potentes en términos de ayudar a conservar la salud del cerebro.

Los arándanos son libres de grasa y sodio, de colesterol y ricos en fibras, refrescantes, tónicos, astringentes, diuréticos y portadores de vitamina C y vitamina K. El color de los arándanos es causado por un grupo de flavonoides llamados antocianinas, que tienen un elevado poder antioxidante.

Los antioxidantes son compuestos que combaten enfermedades, ya que ayudan a prevenir y reparar los daños producido por la oxidación, un proceso natural generado durante la función normal de las células: un porcentaje pequeño de células se daña durante la oxidación y se convierte en radicales libres, que pueden empezar una

71

reacción en cadena, dañando más células y posiblemente causar enfermedades.

Las propiedades antioxidantes y antiinflamatorias de los arándanos protegen y benefician al corazón, según estudios recientes realizados por el Dr. Xanli Wu y sus colegas en el Centro de Nutrición de Niños de Arkansas, Estados Unidos.

También han demostrado proteger contra las enfermedades cardiovasculares, reducir el colesterol, la presión arterial, proteger de problemas cerebrovasculares y reducir el estrés oxidativo.

Comer arándanos ayuda a mantener el cerebro en buenas condiciones, aun entrando en la vejez, ya que contienen flavonoides que potencian la memoria y mejoran el aprendizaje y otras funciones cognitivas.

Protegen el cerebro de radicales libres que pueden ser dañinos al afectar tejido sano y que están generalmente relacionados con la pérdida de la memoria. Los arándanos ayudan también a reducir el riesgo de tener Parkinson o Alzheimer.

Un estudio realizado por investigadores de la Universidad de Maine, Estados Unidos y publicado en Applied Physiology, Nutrition, and Metabolism muestra que el consumo periódico de arándanos ayudar a prevenir enfermedades cardiovasculares, diabetes y el síndrome metabólico, que incluye un grupo de factores de riesgo como:

-Obesidad

–Hipertensión

–Inflamación

-Intolerancia a la glucosa

-Resistencia a la insulina

Las infecciones urinarias son causadas por bacterias que son 10 veces más comunes en mujeres que en hombres. Se estima que el 50% de las mujeres tendrá cuando menos una infección urinaria durante su vida.

Los arándanos tienen una sustancia que evita que las bacterias se adhieran al tejido de la vejiga, por lo que el consumo habitual de jugo de arándanos ayuda a prevenir infecciones en el tracto urinario, evita la inflamación en la vejiga, previene la cistitis, problemas en los riñones, la próstata y la uretra.

Una investigación realizada en adultos mayores en la Universidad de Cincinnati, encontró que las personas que tomaron jugo de arándanos por 12 días tuvieron un aumento en su capacidad cerebral para recordar cosas. Los investigadores señalaron que ese era el primer ensayo en humanos para evaluar los beneficios del arándano sobre la función neurocognitiva en adultos mayores con un mayor riesgo de demencia.

En Italia, un estudio encontró que las antocianinas de los arándanos, junto con la vitamina E, detuvieron la progresión de la formación de cataratas en más del 95% de los sujetos de estudio que estaban experimentando la etapa temprana de esta enfermedad.

Los arándanos pueden ser uno de los mejores alimentos para retrasar los efectos nocivos del envejecimiento en la salud, según el Dr. James A. Joseph, investigador principal en el Centro de Investigación de Nutrición Humana sobre Envejecimiento, en Estados Unidos ya que, además de conservar la piel más joven debido a sus propiedades antiinflamatorias, el consumo diario de pequeñas cantidades de arándanos disminuye drásticamente las deficiencias en la memoria y la coordinación motora que frecuentemente son parte del envejecimiento.

5. **Granos enteros**: Al menos 3 porciones diarias.

Una porción equivale a 1 rebanada de pan de trigo 100% integral, ½ taza de arroz cocido integral, quinoa, pasta de harina integral, o una taza de grano entero del cereal listo para consumir en el desayuno.

Los granos enteros conservan sus tres partes: germen, endospermo y el salvado. Aportan carbohidratos complejos, fibra dietética, vitaminas del complejo B, antioxidantes, fitonutrientes y minerales como hierro, magnesio, zinc y cobre.

Existe mucha evidencia científica de que el consumo habitual de granos enteros proporciona importantes beneficios a la salud:

-La memoria y las habilidades del pensamiento se afectan si el cerebro no recibe el flujo sanguíneo que necesita. Los granos enteros promueven un sistema cardiovascular saludable, lo que es bueno ya que el corazón y vasos sanguíneos sanos le suministran sangre rica en nutrientes y oxígeno.

-El germen contiene pequeñas cantidades de grasas monoinsaturadas y funciona como almacén de la vitamina E, la cual es liposoluble y actúa como un poderoso antioxidante en el organismo, conservando las células y membranas íntegras.

-Disminución del riesgo de padecer enfermedades cardiovasculares: los fitonutrientes de los granos enteros inhiben la absorción de colesterol, contribuyendo al mantenimiento correcto de los niveles de colesterol sanguíneo.

-Mantenimiento de peso corporal: el consumo de granos enteros está relacionado con mayor sensación de saciedad, menor ingesta de calorías y menor acumulación de grasa abdominal. Tiene efectos positivos para la hipertensión arterial y lípidos sanguíneos.

-Prevención de Diabetes tipo 2: gracias a su aporte de fibra dietética, magnesio, antioxidantes, vitamina E, y selenio que incrementan la respuesta de la insulina y mejoran los niveles de glucosa sanguínea.

-Salud gastrointestinal: los micronutrientes como folatos, antioxidantes y vitaminas del complejo B contenidos en los granos enteros, laboran conjuntamente para disminuir la oxidación, reduciendo la inflamación y la propensión a desarrollar infecciones gastrointestinales.

El salvado de los granos enteros (la cáscara) proporciona fibra en diferentes formas: oligosacáridos y lignanos, que mejoran el tránsito al ayudar en el mantenimiento de una microbiota intestinal saludable.

Los fitoquímicos contenidos en los granos enteros son un conjunto de compuestos de origen vegetal que tienen la función de proteger a las plantas y granos de agentes patógenos, parásitos y depredadores.

Al consumir los fitoquímicos, se obtienen potentes antioxidantes que previenen los daños causados por radicales libres en el interior de las células.

6. **Leguminosas:** 3 a 4 porciones por semana.

Una porción equivale a ½ taza de leguminosas cocidas.

-Lentejas

-Garbanzos

-Habas

-Alubias

-Frijoles: pinto, negro, peruano, flor de mayo y demás variedades.

Las leguminosas son las fuentes más ricas de proteína de origen vegetal.

Además, son ricas en fibra y micronutrientes como el hierro, magnesio, folato y zinc y contienen hidratos de carbono complejos, por lo que presentan un índice glucémico bajo, que permite suministrar un flujo continuo de combustible (glucosa) al cerebro, en lugar de inundarlo con glucosa proveniente de alimentos ricos en azúcares con alto índice glucémico. (42)

Por su tipo de carbohidratos predominantes (amilosa), ayudan a disminuir la presión arterial y a reducir el colesterol y los triglicéridos en la sangre.

Cuando se consumen con cereales, sus aminoácidos se combinan para formar proteínas casi de tan buena calidad como las de las carnes o el huevo.

La composición varía entre las leguminosas, pero la mayoría tienen compuestos bioactivos que son importantes en el metabolismo de los seres humanos y que ayudan en la prevención de la diabetes, enfermedades cardiovasculares, hipertensión y enfermedades inflamatorias. (43)

Consumir habitualmente leguminosas mejora el perfil de lípidos en la sangre y reduce otros factores de riesgo cardiovascular como la presión arterial elevada, la actividad plaquetaria y la inflamación. (44)

Por su alto contenido de fibra y bajo índice glucémico, son especialmente benéficas para mantener niveles saludables de glucosa e insulina en sangre en personas con diabetes.

Además, los fitoquímicos de las leguminosas tienen efectos antioxidantes y anticarcinogénicos.

Las leguminosas ayudan a combatir la obesidad por su alto contenido de fibra que induce saciedad y porque algunos de sus componentes han demostrado que modifican el metabolismo y particularmente el gasto energético, la oxidación de grasa y la acumulación de grasa visceral. (45

Formas de adicionar leguminosas en la dieta diaria.

-Como ingrediente principal en platos fuertes: en unas enfrijoladas, arroz con lentejas, fabada o hamburguesas de soya.

-En sopas calientes: de lentejas, habas, garbanzos o alubias.

-Como guarnición: frijoles de la olla, acompañando unas fajitas de pollo con nopales.

-Como ingredientes adicionales en platillos calientes con pollo, por ejemplo pollo en salsa verde con habas.

-En ensaladas frías, por ejemplo de verduras con pollo y garbanzos.

-En puré para untarlas en pan.

-Secas y tostadas como botana.

El comer leguminosas produce a algunas personas molestias e incomodidad gastrointestinal, como gases y flatulencias. Esto se puede evitar o disminuir remojando las leguminosas por un mínimo de 8 horas y desechando el agua de remojo antes de cocinarlas al gusto.

7. **Pescado**: una o más porciones por semana.

Una porción equivale a 100 g de pescado cocido

Pescados grasosos como:

-Salmón

-Trucha

-Sardinas

-Arenque

Son ricos en DHA, un ácido graso omega-3 esencial para el funcionamiento correcto del cerebro.

Se ha encontrado que un consumo adecuado de DHA previene el envejecimiento del cerebro y mejora la memoria y las habilidades del pensamiento. (46)

También puede ayudar a prevenir la formación de una proteína relacionada con la aparición de la enfermedad de Alzheimer, llamada beta amiloide.

El contenido calórico de los pescados es relativamente bajo y oscila entre 70-80 Kcal por 100 gramos en los pescados magros y 120-200 Kcal por 100 gramos en los grasos.

Los pescados grasos se pueden cocinar asados o a la plancha, ya que la grasa en su carne hace que no se resequen, obteniéndose pescados sabrosos y jugosos sin que se eleve su contenido calórico.

Los pescados contienen entre 15-20% de proteínas de alto valor biológico, pues contienen todos los aminoácidos esenciales que el organismo necesita en proporción y cantidad adecuadas.

El consumo de pescados cuya espina también se come, como es el caso de especies pequeñas o enlatadas (sardinas, anchoas), es una fuente importante de calcio de alta calidad.

El calcio participa en la formación de los huesos y dientes, en la contracción de los músculos, en la transmisión del impulso nervioso y en la coagulación de la sangre.

Si la cantidad de calcio en la dieta es insuficiente, se puede producir una descalcificación de los huesos, incrementando su fragilidad, el riesgo de fracturas y el desarrollo de osteoporosis.

Además, el pescado contiene diferentes vitaminas del grupo B como B1, B2, B3 y B12, y vitaminas liposolubles, como la A, la D y, en menor proporción, la E.

Las vitaminas A y E son muy importantes porque presentan acción antioxidante, protegiendo de ciertas enfermedades degenerativas, cardiovasculares y cáncer.

La vitamina D actúa en el intestino ayudando a la absorción de calcio y fosfato. También interviene en el riñón favoreciendo la reabsorción de calcio y contribuyendo a la mineralización de los huesos y dientes.

La principal característica nutricional del pescado es su contenido en grasa, ya que a diferencia de otros alimentos de origen animal, el pescado contiene ácidos grasos poliinsaturados en proporciones entre 25%-45%.

Entre ellos se encuentran el ácido linoleico, de la familia omega-6 y los ácidos EPA (eicosapentanoico) y DHA (docosahexanoico), de la familia omega-3.

Los ácidos grasos poliinsaturados, en especial los omega-3, son los responsables de la mayoría de las propiedades benéficas de los pescados, pues participan en la prevención de enfermedades cardiovasculares como el infarto de miocardio y los accidentes cerebrovasculares.

Estos problemas de salud son producto de la existencia de aterosclerosis, enfermedad en la que las grasas, en especial el colesterol, se depositan en las paredes arteriales, haciendo que su diámetro se reduzca, pierdan elasticidad y disminuya el flujo de sangre que circula por ellas y lo haga con dificultad, llegando a ocasionar su obstrucción.

El pescado tiene un alto contenido de ácidos grasos omega-3, capaces de incrementar el HDL o colesterol bueno y reducir el LDL o colesterol malo, así como el colesterol total y los triglicéridos sanguíneos.

Los ácidos grasos omega-3 intervienen en la formación de prostraglandinas que presentan los siguientes beneficios:

-Impiden la formación de sustancias inflamatorias,

-Tienen acción vasodilatadora

-Inhiben la formación de coágulos o trombos,

-Contribuyen a reducir los lípidos sanguíneos (colesterol y triglicéridos)

-Regulan la presión arterial.

Todo esto produce una reducción del riesgo de aterosclerosis, trombosis e hipertensión.

Algunas investigaciones parecen relacionar el consumo de ácidos grasos omega-3 con un menor riesgo de padecer algunos tipos de cáncer, como el de mama, próstata, páncreas y colon.

8. **Aves**: al menos 2 porciones por semana.

Una porción equivale a 100 g del alimento cocido.

Como parte de un patrón sano de alimentación, comer más pollo y pavo y menos carnes rojas está asociado con un menor riesgo de contraer la enfermedad de Alzheimer.

Tienen una buena cantidad de proteínas de alta calidad, del mismo nivel que las carnes rojas.

Contienen vitaminas del complejo B, que protegen al sistema nervioso e intervienen en el metabolismo que proporciona la energía al organismo para su funcionamiento.

Contienen minerales:

-Hierro, interviene en la formación de los glóbulos rojos y el transporte de oxígeno.

-Fósforo, forma los huesos.

-Potasio, esencial para la contracción muscular y el funcionamiento del corazón.

-Zinc, mejora el sistema inmunitario, presente especialmente en sus partes más oscuras.

Son bajas en colesterol, excepto si se come con piel, que tiene contenido elevado de grasas y de colesterol, al igual que sus interiores.

La pechuga, sin piel, es la parte que presenta menor contenido de grasa y colesterol. 100 g de pechuga aportan solo 92 calorías.

El muslo contiene menos proteínas que la pechuga y el triple de grasa.

Las vísceras tienen cinco veces más cantidad de grasa que el resto del pollo y elevado contenido de colesterol, pero un gran aporte de vitaminas y minerales.

Las aves son de fácil digestión y bien toleradas por personas que sufren trastornos digestivos ya que su tejido conectivo es más fácil de desintegrar y digerir que la carne vacuna.

Las aves industriales generalmente tienen hormonas, utilizadas con el fin de acelerar su aumento de peso. Su carne es de sabor más suave y de color más pálido comparado con la de las aves de granja o rurales. Las hormonas afectan el organismo y pueden provocar cáncer de mama, pubertad precoz, etc.

En caso de consumirlas, prefiera las de menor tamaño, pues es menos probable que hayan recibido hormonas. Aun así, es recomendable ingerirlas solo esporádicamente.

Las aves de granja o de campo, las ecológicas y las orgánicas son criadas en espacios más amplios y alimentadas con granos, siendo más musculosas y menos grasosas, resultando su carne más firme y sabrosa. Hasta donde sea posible, estas son las aves que se recomiendan.

Al elegir un ave, verificar que la piel sea lisa y tersa, que no esté pegajosa y que no presente manchas. Reflejos verdosos o violetas, o el extremo de las alas oscurecidas son indicios de que el ave no es fresca.

Las aves con vísceras solo se mantienen 24 hr en el refrigerador, las aves sin vísceras, 2 días, el pollo cocido 3 o 4 días y en el congelador, de 6 a 8 meses.

Tips para su consumo.

-Las pechugas son un platillo fundamental para hacer una dieta por su bajo contenido de calorías. Es recomendable cocinarlas a la plancha, al horno, al vapor y no fritas.

-El muslo contiene una carne más sabrosa y jugosa, que se puede preparar al horno, parrilla, plancha en milanesa o escalopa.

-La carne debe estar bien cocida para asegurar la destrucción de la salmonella, bacteria que produce salmonelosis, infección que ocasiona una grave deshidratación por vómitos y diarreas.

-Las aves más pequeñas y jóvenes resultan más adecuadas para ser preparadas al horno, mientras que las de mayor edad requieren cocciones prolongadas, como guisos y estofados, para ablandar su carne.

-El método de preparación utilizado influye en la cantidad de grasa final y por tanto de calorías.

-Generalmente las partes más magras (pechugas) se cocinan con una salsa de crema o acompañadas con mayonesa. En ocasiones se preparan fritas. Trate de evitarlo, ya que todo esto hace que se incremente demasiado el aporte calórico.

-Las formas de preparación más recomendables y sanas son a la parrilla, plancha, horno, hervidas o al vapor.

-No es recomendable consumir la piel ya que pueden contener hormonas y pesticidas, además de su alto contenido en grasa y colesterol.

9. **Aceite de oliva**: debe ser la grasa principal para preparar los alimentos.

El aceite de oliva es una fuente rica de grasa monoinsaturada, el tipo de grasa que ayuda a reducir la inflamación y a prevenir el daño a los vasos sanguíneos.

El aceite de oliva extra virgen también contiene oleocantal, un fitoquímico que puede incrementar la producción de 2 enzimas clave que se piensa son críticas en la remoción de las moléculas de beta amiloide del cerebro.

El aceite de oliva extra-virgen es realmente bueno cuando, al probarlo, se nota un picor en la garganta que puede provocar tos.

Estudios recientes han descubierto que la molécula responsable de esta sensación, bautizada como oleocantal, podría ser la responsable de algunas de las propiedades más benéficas para la salud del aceite de oliva.

Al parecer, tiene las mismas propiedades antiinflamatorias que el ibuprofeno.

En un reciente artículo de Scientific American titulado 'El Misterio Mediterráneo', se menciona que la molécula secreta del aceite de oliva extra virgen podría explicar, al menos en parte, por qué quienes siguen una dieta Mediterránea, que incluye el aceite de oliva, tienen menor probabilidad de contraer la enfermedad de Alzheimer pues este poder antiinflamatorio ayuda a prevenir la formación de placas beta-amiloides características de la enfermedad. (47)

10.   **Vino**: una porción diaria.

Una porción equivale a 150 ml.

"En todo, la moderación es siempre lo mejor: todas las cosas en exceso causan problemas a los hombres".

Platón (254-184 A.C.)

Los resultados de la investigación sugieren que una copa de vino al día ayuda a preservar la memoria y a reducir el riesgo de contraer la enfermedad de Alzheimer.

Niveles bajos de alcohol tienen un efecto antiinflamatorio en el cerebro.

Sin embargo, un nivel elevado de alcohol causa graves daños.

Dos estudios recientes demuestran los beneficios de esta bebida para mejorar la salud; se encontró que cuida la salud dental y además, se descubrió que protege la memoria.

El vino tinto contiene varias sustancias benéficas, aunque se deben cuidar las calorías que aporta. Es rico en antioxidantes como el resveratrol, que también se encuentra en el chocolate.

Los antioxidantes son fundamentales para detener el envejecimiento y deterioro de las células.

Un estudio realizado por el Instituto de Investigación en Ciencias de la Alimentación de la Universidad Autónoma de Madrid, España, señala que los polifenoles, antioxidantes naturales del vino tinto, disminuyen el crecimiento de la flora bacteriana de los dientes y encías, contribuyendo a preservar la salud dental.

El resveratrol, presente en el vino tinto, incrementa la memoria de las personas, de acuerdo a una investigación de junio de 2014 de la Universidad de Berlín, Alemania. Adultos que tomaron suplementos con resveratrol tuvieron más conexiones cerebrales en el área involucrada con la memoria, recordaron más palabras y frases y mostraron más actividad.

Se conocía que los antioxidantes son aliados contra el envejecimiento, y ahora también se sabe que previenen el Alzheimer. Esta es la conclusión de una investigación de la Universidad de Leeds, Inglaterra. Se encuentran en diversos alimentos, pero tanto el té verde como el vino tinto son más ricos en estas sustancias.

Una investigación de la Universidad de Carolina del Sur, Estados Unidos, encontró que pacientes de cáncer de próstata que, antes del diagnóstico, consumían regularmente flavonoides, que se encuentran entre otros, en el vino tinto, tenían un riesgo un 25% menor de padecer la forma agresiva de la enfermedad.

Resultados de una investigación de la Universidad de Maastricht, en los Países Bajos, demuestran que personas obesas que ingieren una dosis diaria baja de resveratrol mejoran su metabolismo como si siguieran una dieta estricta baja en calorías.

Entre los cambios, se observó una tasa metabólica más baja, menos grasa en el hígado, y una presión arterial y glucemia más bajas. Esto ha llevado a nuevas investigaciones para evaluar si podría mejorar la salud de personas con diabetes tipo 2.

En adición a una dieta sana y un estilo de vida saludable, el consumo diario de vino tinto puede ayudar a prevenir la hipertensión en personas con riesgo de enfermedad cardíaca.

Diversos estudios han señalado que los adultos que beben cantidades moderadas de vino blanco o tinto, tienen menor probabilidad de padecer cardiopatías que aquellos que no beben en lo absoluto, o que beben demasiado.

El alcohol puede ayudar al corazón cuando se consume en cantidades ligeras o moderadas porque:

-Aumenta la cantidad de colesterol HDL ("bueno").

-Disminuye la probabilidad de formación de coágulos.

-Reduce la inflamación.

-Aumenta la actividad de los antioxidantes.

Un estudio reciente de la Universidad de Barcelona, España, encontró que los flavonoides de las uvas y el vino tinto ayudan a prevenir los daños en la piel por la exposición a la radiación ultravioleta.

Los últimos estudios sugieren que un consumo prudente de alcohol es benéfico para los seres humanos. En el caso del vino, lo mejor es una copa diaria. Sin embargo, beber cantidades elevadas podría causar daños en el hígado, páncreas y cerebro, entre otros problemas de salud.

Es probable que la cocoa y la cafeína se agreguen a la dieta MIND. Actualmente se encuentran en proceso de evaluación.

ALIMENTOS DAÑINOS

"Cada ser humano es el creador de su propia salud o enfermedad".

Sivananda (1887-)

La investigación para el diseño de la dieta MIND también identificó 5 categorías de alimentos especialmente dañinos para la función cerebral y la salud en general:

A. **Carnes rojas**: consumir esporádicamente.

El consumo de carne de vaca incrementa la incidencia de cáncer de colon.

La razón parece ser que la carne de vacuno contiene virus resistentes a la cocción y al cocinar este tipo de carne aparecen sustancias cancerígenas. Los virus de la carne atacan la pared de los intestinos, ocasionando infecciones listas para convertirse en cáncer a causa de las sustancias cancerígenas. (48)

El cáncer también podría generarse por el hierro de la hemoglobina que se encuentra en la carne roja, no sólo de vaca, sino también de ternera, cordero, cerdo, pato, oca, conejo, caballo y también en las vísceras. (48). El hierro oxida las células, el ADN, los lípidos y las proteínas intracelulares, lo que a largo plazo parece favorecer la aparición del cáncer. (49)

De acuerdo a un estudio efectuado en 88,751 mujeres, comer carne de vaca, cerdo o cordero una vez al día multiplica por 2.49 la probabilidad de sufrir cáncer de colon, en comparación con mujeres que toman este tipo de carne menos de una vez al mes. (50)

En mujeres, las carnes rojas incrementan el riesgo de endometriosis (presencia de tejido endometrial fuera del útero). Un estudio encontró que las mujeres que consumen más carne roja presentaban el doble de probabilidades de tener endometriosis. (53)

Además, el consumo diario de 100 gramos de carne aumenta en 20% el riesgo de ocasionar una diabetes de tipo 2. (54)

La aparición de enfermedades cardiovasculares, cáncer de estómago, de vejiga y Alzheimer también está relacionada con el consumo de carne. (55)

B. <u>Alimentos fritos y comida rápida</u>:
menos de una porción por semana.

"La enfermedad es el castigo de la naturaleza ultrajada".

Hosea Ballou (1771-1852)

Recomendaciones para disminuir el aporte graso y calórico en caso de que consuma comida de este tipo:

-Evitar las porciones mayores, escogiendo las de menor tamaño.

-Eliminar el tocino, pues además de tener un mayor contenido graso y calórico, contiene nitritos y nitratos.

-Al elegir las salsas, sustituya la mayonesa por mostaza, disminuyendo así el consumo de grasa.

-En las guarniciones, cambiar algunos complementos, como papas fritas o aros de cebolla, por ensaladas, ya que, además de ser más nutritivas, aportan fibra que ayuda a saciar el apetito.

-Elegir refrescos bajos en calorías o agua, consiguiendo así un menor aporte de azúcar.

-De preferencia, evite los postres.

C. **Mantequilla y margarina**: consumir no más de una cucharada de mantequilla al día. Nunca consumir margarina.

Investigaciones recientes sobre los ácidos grasos trans contenidos en estos productos indican que ocasionan:

-Infiltración de grasa en el hígado

-Esclerosis de la aorta

-Incremento del colesterol "malo" (LDL)

-Disminución del colesterol "bueno" (HDL)

-Mayor riesgo de infarto

-Hipercolesterolemia

-Arteriosclerosis

-Trastornos en la estructura celular

Predisponiendo al organismo a la enfermedad, al envejecimiento acelerado y a la muerte prematura.

Todos los trabajos posteriores han agregado información del perjudicial efecto de las grasas trans sobre la salud que, según Willet y Ascherio, son responsables indirectas de más de 30,000 muertes anuales en los EEUU.

Las grasas trans incluidas en la margarina, producen problemas de salud, como el aumento del colesterol, infartos, trastornos en la estructura celular e incluso la muerte.

Un trabajo del Centro Médico Universitario Rush de Chicago, Estados Unidos, demuestra que la combinación de una dieta rica en grasas trans, grasas saturadas y cobre, acelera el deterioro cognitivo, pese a ser este oligoelemento un mineral clave en la buena función cerebral.

El estudio publicado en Archives of Neurology asegura que la combinación alimentaria de ese tipo contribuye a la formación de placas amiloideas y ovillos propios del mal de Alzheimer, acelerando el deterioro en la capacidad cognitiva.

D. **Quesos**: una porción o menos por semana.

Los quesos tienen un alto contenido de sodio, por lo que no son recomendables para personas con hipertensión arterial o que siguen dietas restringidas en sodio, como en la insuficiencia renal aguda o enfermedades del hígado.

La opción más recomendable es consumir queso fresco sin sal o requesón.

Además, la grasa del queso es altamente saturada, lo que lo hace poco recomendable para las personas con colesterol elevado o enfermedades cardiovasculares.

Un riesgo adicional de los quesos para la salud es su elevado contenido en aminas.

Las aminas son compuestos nitrogenados que se producen en algunos quesos maduros, como el cheddar, los quesos azules, suizos u holandeses, debido a la descomposición de proteínas por parte de los microorganismos utilizados para la maduración, y que ocasionan incremento de la presión arterial, dolores de cabeza y erupciones cutáneas en personas especialmente sensibles.

E. **Pasteles y dulces**: Limitar su consumo.

"Sin salud, la vida no es vida, es solo un estado de languidez y sufrimiento, una imagen de la muerte".

Rabelais (1490-1553)

La diferencia entre las harinas integrales y las refinadas, es que las integrales dan energía en forma gradual, sin variar descontroladamente los niveles de glucosa en la sangre, esto es, son metabolizadas por el hígado, transformadas en glucosa y distribuidas en el cuerpo en forma de energía que se libera gradualmente, conforme el organismo lo necesita.

Para obtener harinas blancas, a los cereales se les elimina el salvado (rico en fibra) y el germen (que contiene vitaminas, proteínas, minerales y grasas insaturadas); lo único que queda es el endospermo (carbohidratos), lo que las convierte en un alimento muy pobre, nutricionalmente hablando.

Al ingerir harinas refinadas, el organismo recibe grandes cantidades de azúcar de manera repentina. Inmediatamente el páncreas empieza a liberar insulina, transportándose la glucosa hacia diferentes destinos, almacenándose el exceso en forma de grasa.

Inicialmente se siente un disparo de energía que pone de buen humor y ayuda a la concentración. Pero ese pico de entusiasmo no dura mucho; cuando termina, aumenta la secreción de adrenalina, dopamina y cortisol, hormonas que al resentir la pérdida de azúcar actúan para contrarrestar cualquier molestia como estrés, mareos, sudoración etc.

El consumo habitual de harinas refinadas y dulces puede producir resistencia a la insulina debido a las continuas subidas y bajadas del nivel de glucosa en sangre.

En general, el exceso de azúcar proveniente de las harinas refinadas y de los dulces puede modificar el transporte de los nutrientes y provocar lesiones celulares. A nivel orgánico se alteran muchas funciones metabólicas y hormonales y a nivel cerebral ocurre otro problema: al igual que como sucede con las drogas, actúa con quimiorreceptores que a corto o largo plazo pueden llegar a desarrollar una dependencia.

Así que mientras más esté acostumbrado al azúcar, mayor será el consumo que necesite para satisfacer su necesidad.

Implementación práctica de la dieta MIND.

"No digas poco con muchas palabras, sino mucho con pocas".

Pitágoras (582-507 A.C.)

La dieta MIND es una dieta bastante fácil de seguir.

Proporciona recomendaciones específicas de nutrientes para los patrones más generales de alimentos.

Consumir una ensalada verde y otra ración de verduras todos los días y comer nueces es bastante fácil de hacer.

Muchas personas ya comen aves de corral, al menos dos veces a la semana y disfrutan de una copa de vino con la cena o antes de acostarse.

La adición de pescado una vez a la semana puede ser tan simple como una lata de atún en esa ensalada del almuerzo.

Comer tres porciones de granos integrales cada día puede parecer un reto, pero una rebanada de pan es una porción, por lo que el objetivo se puede cumplir con avena para el desayuno y un sándwich con pan integral para el almuerzo, o un plato de cereal de grano entero en la mañana y una taza de arroz integral o sopa de cereales para la cena.

Las berries pueden ser costosas, sobre todo fuera de temporada, pero las berries congeladas son tan nutritivas como las berries frescas y son perfectas para acompañar, durante todo el año, los cereales de avena, preparar licuados o agregar al yogur (bajo en grasa y sin azúcar).

Para las personas que prefieren no cocinar, que cuentan con un presupuesto reducido, o que tienen problemas dentales, los frijoles son una opción perfecta.

Para los frijoles enlatados antes de consumirlos verificar que no hayan sido preparados con manteca o grasa animal, y pueden adicionarse a las ensaladas, agregarse a sopas preparadas, a guisados y chiles o servidos con arroz integral con algunas hierbas de olor y especias para una comida realmente nutritiva.

Disminuir las grasas saturadas puede presentar un gran reto para muchas personas.

Una estrategia eficaz es cambiar de leche entera a leche light con un contenido de 2% de grasa, y luego a 1%.

Evitar el queso, limitar las carnes rojas y procesadas, y mantener el consumo de mantequilla a una cucharada o menos al día puede ser difícil, y disminuir el consumo de pasteles, galletas y otros dulces es casi imposible para muchos, pero se puede lograr gradualmente.

Es recomendable considerar los postres como algo para celebrar una ocasión especial, más que como un requisito para completar cada comida.

Es importante reconocer que el cambio de comportamiento es difícil, pero no imposible.

Una dieta no es una estrategia a corto plazo, es un cambio de estilo de vida permanente.

La mayoría de la gente consigue mejores resultados proponiéndose cumplir una o dos pequeñas metas alcanzables a la vez.

Hacer espacio para los cambios positivos mencionados anteriormente, tales como ensaladas, cereales integrales, pescado y frijoles motivará el que día a día se consigan los objetivos globales de la dieta.

El enfoque debe ser que cualquier paso hacia el patrón ideal de alimentación es un paso positivo para la salud neurológica y cardiovascular.

Lo realmente destacable de la dieta MIND es que se obtienen beneficios, incluso si no se le sigue de manera estricta.

Conclusiones.

La Introducción a los principios de la dieta MIND puede afectar positivamente no sólo la salud neurológica, sino también el bienestar de su salud en general.

La dieta MIND tiene 3 beneficios simultáneos, al reducir el riesgo de:

Enfermedad de Alzheimer y demencia senil

Embolia

Enfermedades cardiacas

Las personas que siguen esta dieta consistentemente durante varios años obtienen la mejor protección y tienen el menor riesgo de contraer la enfermedad de Alzheimer.

Recuerde, antes de implementar cualquier cambio en su dieta le sugerimos comentarlo con su médico, ya sea que se encuentre sano, más aún si presenta alergias, embarazo, diabetes, o algún padecimiento en curso.

Como es el caso con muchos hábitos relacionados con la salud, incluyendo el ejercicio físico, estará más sano mientras más tiempo haga lo correcto.

La buena nutrición nos permite evitar, retrasar y manejar de mejor manera el envejecimiento normal, así como las enfermedades crónicas.

¡Vale la pena realizar un pequeño esfuerzo y prolongar nuestra vida con buena salud física y mental!

Bibliografía.

1. MetLife Foundation, "What America Thinks: MetLife Foundation Alzheimer's Survey", estudio conducido por Harris Interactive en febrero de 2011: https://www.metlife.com/assets/cao/foundation/alzheimers-2011.pdf (visitado el 10 de Enero de 2016).

2. "Alzheimer's: Diabetes of The Brain?" http://www.doctoroz.com/article/alzheimers-diabetes-brain (visitado el 10 de enero de 2016).

3. Mark Bittman, "Is Alzheimer's Type 3 Diabetes?", The New York Times , 25 de septiembre de 2012: http://opinionator.blogs.nytimes.com/2012/09/25/bittman-is-alzheimers-type-3-diabetes/ (visitado el 10 de Enero de 2016).

4. "Food for Thought: Eat your Way to Dementia".- New Scientific.- 29 de Agosto de 2012 https://www.newscientist.com/article/mg21528805-800-food-for-thought-eat-your-way-to-dementia/ (visitado el 26 de Enero de 2016)

5. "Brain diabetes: the ultimate food scare".- New Scientific.- 29 de Agosto de 2012. https://www.newscientist.com/article/mg21528801-100-brain-diabetes-the-ultimate-food-scare/ (visitado el 26 de Enero de 2016).

6. Brooks M.- "Brain Insulin Resistance Marker May Diagnose Alzheimer's". Medscape Medical News. Available at http://www.medscape.com/viewarticle/835489. 8 (visitado el 10 de Enero de 2016).

7. Serrano-Pozo A, Frosch MP, Masliah E, Hyman BT. "Neuropathological alterations in Alzheimer disease". Cold Spring Harb Perspect Biol. 2011 Sep. 3(9):a006189.

8. Winslow BT, Onysko MK, Stob CM, Hazlewood KA. "Treatment of Alzheimer disease". Am Fam Physician. 2011 Jun 15. 83(12):1403-12.

9. Massoud F, Léger GC. "Pharmacological treatment of Alzheimer disease". Can J Psychiatry. 2011 Oct. 56(10):579-88.

10. Madhusoodanan S, Shah P, Brenner R, Gupta S. "Pharmacological treatment of the psychosis of Alzheimer's disease: what is the best approach?" CNS Drugs. 2007. 21(2):101-15.

11. Sano M, Ernesto C, Thomas RG, et al. "A controlled trial of selegiline, alpha-tocopherol, or both as treatment for Alzheimer's disease. The Alzheimer's Disease Cooperative Study". N Engl J Med. 1997 Apr 24. 336(17):1216-22.

12. Brooks M. "Vitamin E May Slow Functional Decline in Mild Alzheimer's". Medscape Medical News. Available at

http://www.medscape.com/viewarticle/818533 (visitado el 26 de Enero de 2016)

13. Dysken MW, Sano M, Asthana S, Vertrees JE, Pallaki M, Llorente M, et al. "Effect of vitamin E and memantine on functional decline in Alzheimer disease: the TEAM-AD VA cooperative randomized trial". JAMA. 2014 Jan 1. 311(1):33-44.

14. Rolland Y, Abellan van Kan G, Vellas B. "Healthy brain aging: role of exercise and physical activity". Clin Geriatr Med. 2010 Feb. 26(1):75-87.

15. Honea RA, Thomas GP, Harsha A, Anderson HS, Donnelly JE, Brooks WM, et al. "Cardiorespiratory fitness and preserved medial temporal lobe volume in Alzheimer disease". Alzheimer Dis Assoc Disord. 2009 Jul-Sep. 23(3):188-97.

16. Harrison P. "Novel Intervention May Reverse Alzheimer's Memory Loss". Medscape Medical News. Available at http://www.medscape.com/viewarticle/832752. (visitado el 26 de Enero de 2016)

17. Bredesen D. "Reversal of cognitive decline: A novel therapeutic program". Aging. September 2014.

18. Maurer K, Maurer U. "Alzheimer: The Life of a Physician and Career of a Disease". New York: Columbia University Press; 2003.

19. Alzheimer A. "Uber eine eigenartige Erkangkung der Hirnrinde". Allgemeine Zeitschrift fur Psychiatrie und Psychisch-Gerichtliche Medizin. 1907. 64: 146-148.

20. Alzheimer's Association. "2010 Alzheimer's disease facts and figures". Alzheimers Dement. 2010 Mar. 6(2):158-94.

21. Braak H, Braak E. "Neuropathological stageing of Alzheimer-related changes". Acta Neuropathol. 1991. 82(4):239-59.

22. Rocchi A, Orsucci D, Tognoni G, Ceravolo R, Siciliano G. "The role of vascular factors in late-onset sporadic Alzheimer's disease". Genetic and molecular aspects. Curr Alzheimer Res. 2009 Jun. 6(3):224-37.

23. S Roriz-Filho J, Sá-Roriz TM, Rosset I, Camozzato AL, Santos AC, Chaves ML, et al. "(Pre)diabetes, brain aging, and cognition". Biochim Biophys Acta. 2009 May. 1792(5):432-43.

24. Naderali EK, Ratcliffe SH, Dale MC. "Obesity and Alzheimer's disease: a link between body weight and cognitive function in old age". Am J Alzheimers Dis Other Demen. 2009 Dec-2010 Jan. 24(6):445-9.

25. de la Monte SM. "Insulin resistance and Alzheimer's disease". BMB Rep. 2009 Aug 31. 42(8):475-81.

26. Goldman JS, Hahn SE, Catania JW, LaRusse-Eckert S, Butson MB, Rumbaugh M, et al. "Genetic counseling and

testing for Alzheimer disease: joint practice guidelines of the American College of Medical Genetics and the National Society of Genetic Counselors". Genet Med. 2011 Jun. 13(6):597-605.

27. Baker LD, Cross DJ, Minoshima S, Belongia D, Watson GS, Craft S. "Insulin resistance and Alzheimer-like reductions in regional cerebral glucose metabolism for cognitively normal adults with prediabetes or early type 2 diabetes". Arch Neurol. 2011 Jan. 68(1):51-7.

28. Heron MP, Hoyert DL, Murphy SL, Xu JQ, Kochanek KD, Tejada-Vera B. "Deaths: Final data for 2006". Hyattsville, Md: National Vital Statistics Reports; 2009. 57(14).

29. Heron M. Deaths: Leading Causes for 2007. Hyattsville, Md: "National Vital Statistics Reports"; August 26, 2011. 59(8).

30. Mathers C., Leonardi M. "Global burden of dementia in the year 2000: summary of methods and data sources".

31. Barberger-Gateau P, Raffaitin C, Letenneur L, Berr C, Tzourio C, Dartigues JF, et al. "Dietary patterns and risk of dementia: the Three-City cohort study". Neurology. 2007 Nov 13. 69(20):1921-30.

32. Solfrizzi V, Panza F, Frisardi V, Seripa D, Logroscino G, Imbimbo BP, et al. "Diet and Alzheimer's disease risk factors

or prevention: the current evidence". Expert Rev Neurother. 2011 May. 11(5):677-708.

33. Witte AV, Fobker M, Gellner R, Knecht S, Flöel A. "Caloric restriction improves memory in elderly humans". Proc Natl Acad Sci U S A. 2009 Jan 27. 106(4):1255-60.

34. Anstey KJ, Mack HA, Cherbuin N. "Alcohol consumption as a risk factor for dementia and cognitive decline: meta-analysis of prospective studies". Am J Geriatr Psychiatry. 2009 Jul. 17(7):542-55.

35. Virtaa JJ, Järvenpää T, Heikkilä K, Perola M, Koskenvuo M, Räihä I, et al. "Midlife alcohol consumption and later risk of cognitive impairment: a twin follow-up study". J Alzheimers Dis. 2010. 22(3):939-48.

36. Psaltopoulou T, Sergentanis TN, Panagiotakos DB, Sergentanis IN, Kosti R, Scarmeas N. "Dieta Mediterránea, accidente cerebrovascular, el deterioro cognitivo y la depresión: un meta-análisis". Ann Neurol. 2013; 74 (4): 580-591.

37. Singh B, Parsaik AK, Mielke MM, et al. "Asociación de la dieta Mediterránea con deterioro cognitivo leve y enfermedad de Alzheimer: una revisión sistemática y meta-análisis". J Alzheimer Dis. 2014; 39 (2): 271 a 282.

38. Tangney CC, Li H, Wang Y, et al. "Relación de DASH y patrones dietéticos Mediterráneo como al deterioro

cognitivo en las personas mayores". Neurología. 2014; 83 (16): 1.410-1416.

39. Wengreen H, Munger RG, Cutler A, et al. "Estudio prospectivo de Enfoques Alimenticios para Detener la Hipertensión y de estilo mediterráneo, los hábitos alimentarios y el cambio cognitivo relacionado con la edad: el Estudio en Memoria, Salud y Envejecimiento". Am J Clin Nutr. 2013; 98 (5): 1263-1.271.

40. Morris MC, Tangney CC, Wang Y, Barnes LL, Bennett D, Aggarwal N. "MIND, dieta más predictiva que DASH o dieta Mediterránea". Alzheimer Dement. 2014; 10 (4): P166.

41. Di Fiore N. "La dieta puede ayudar a prevenir la enfermedad de Alzheimer: la dieta MIND rica en verduras, frutas, granos enteros, nueces". Punta web University Medical Center. www.rush.edu/news/diet-may-help-prevent-alzheimers

42. Bouchenak M, Lamri-Senhadji M. "Nutritional quality of legumes, and their role in cardiometabolic risk prevention: a review". J Med Food. 2013 Mar;16(3):185-98.

43. Marinangeli CP, Jones PJ. "Pulse grain consumption and obesity: effects on energy expenditure, substrate oxidation, body composition, fat deposition and satiety". Br J Nutr. 2012 Aug;108 Suppl 1:S46-51

44. Mitchell DC, Lawrence FR, Hartman TJ, Curran JM. "Consumption of dry beans, peas, and lentils could improve diet quality in the US population". J Am Diet Assoc. 2009 May;109(5):909-13.

45. Mudryj AN, Yu N, Aukema HM. "Nutritional and health benefits of pulses". Appl Physiol Nutr Metab. 2014 Jun 13:1-8.

46. Chis Kresser.- "How too much omega 6 and not enough omega 3 Is making us sick" (visitado el 26 de Enero de 2016) http://chriskresser.com/how-too-much-omega-6-and-not-enough-omega-3-is-making-us-sick/

47. Scientific American 308, 22 (2013) Published online: 14 May 2013 http://www.scientificamerican.com/article/olive-oil-compound-makes-throat-itch-prevent-alzheimers/ (visitado el 26 de Enero de 2016)

48. Tappel, Al. 2007. "Heme of consumed red meat can act as a catalyst of oxidative damage and could initiate colon, breast and prostate cancers, heart disease and other diseases". Medical Hypotheses 68 (3): 562–564. doi:10.1016/j.mehy.2006.08.025.

49. Cross, A. J., L. M. Ferrucci, A. Risch, B. I. Graubard, M. H. Ward, Y. Park, A. R. Hollenbeck, A. Schatzkin, et R. Sinha. 2010. "A Large Prospective Study of Meat Consumption and Colorectal Cancer Risk: An Investigation of Potential Mechanisms Underlying this Association". Cancer Research

70 (6) (Marzo 9): 2406–2414. doi:10.1158/0008-5472.CAN-09-3929.

50. Willett, W C, M J Stampfer, G A Colditz, B A Rosner, et F E Speizer. 1990. "Relation of meat, fat, and fiber intake to the risk of colon cancer in a prospective study among women". The New England Journal of Medicine 323 (24) (Diciembre 13): 1664–1672. doi:10.1056/NEJM199012133232404

51. Maconi, Giovanni, Sandro Ardizzone, Claudia Cucino, Cristina Bezzio, Antonio-Giampiero Russo, et Gabriele Bianchi Porro. 2010. "Pre-illness changes in dietary habits and diet as a risk factor for inflammatory bowel disease: a case-control study". World Journal of Gastroenterology: WJG 16 (34) (Septiembre 14): 4297–4304.

52. Aldoori, Walid, et Milly Ryan-Harshman. 2002. "Preventing diverticular disease. Review of recent evidence on high-fibre diets". Canadian Family Physician 48 (Octubre): 1632.

53. Parazzini F, "Selected food intake and risk of endometriosis". Hum Reprod. Ago 2004;19(8):1755-9. Epub 14 Jul 2004

54. An Pan, Qi Sun, Adam M Bernstein, Matthias B Schulze, JoAnn E Manson, Walter C Willett, Frank B Hu; "Red meat consumption and risk of type 2 diabetes: 3 cohorts of US adults and an updated meta-analysis". American Journal of

Clinical Nutrition, primera publicación el 10 de agosto de 2011: 10.3945/ajcn.111.018978.

55. Cross, A. J., L. M. Ferrucci, A. Risch, B. I. Graubard, M. H. Ward, Y. Park, A. R. Hollenbeck, A. Schatzkin, et R. Sinha. 2010." A Large Prospective Study of Meat Consumption and Colorectal Cancer Risk: An Investigation of Potential Mechanisms Underlying this Association". Cancer Research 70 (6)

56. Alzheimer's Association. http://www.alz.org/downloads/facts_figures_2014.pdf (visitado el 5 de febrero de 2016)

57. http://www.diamundialdelalzheimer.com/el-tiempo-se-acaba-y-estamos-lejos-de-encontrar-una-cura-para-el-alzheimer/ (visitado el 5 de Febrero de 2016)